AF299914

DES
CONTREINDICATIONS DES MYOTIQUES

DANS

LES ULCÈRES A HYPOPYON

PAR

M. DORET

Docteur en médecine de la Faculté de Paris,
Ancien externe des hôpitaux de Paris,
Ancien interne d·s hôpitaux du Havre.

PARIS

IMPRIMERIE DE LA FACULTÉ DE MÉDECINE

A. DAVY, SUCCESSEUR DE A. PARENT

52, RUE MADAME ET RUE CORNEILLE, 3

1889

A MA MÈRE

A MON FRÈRE ET A MA BELLE-SŒUR

A MES SŒURS

A LA MÉMOIRE DE MON ONCLE

A MES PARENTS

A MES AMIS

A LA MEMOIRE DE M. LE DOCTEUR BRULET

Ex-directeur de l'Ecole de médecine et de pharmacie
de Dijon.

A M. LE DOCTEUR RENDU

Professeur agrégé à la Faculté de Paris,
Médecin de l'hôpital Necker,

A M. LE DOCTEUR BUDIN

Professeur agrégé à la Faculté de Paris,
Accoucheur de la Charité,
Membre de l'Académie de médecine,

A M. LE DOCTEUR BRUNSCHVIG

Chirurgien-oculiste des hôpitaux du Havre.

A MES AUTRES MAITRES

DES
CONTREINDICATIONS DES MYOTIQUES

LES ULCÈRES A HYPOPYON

INTRODUCTION

Pendant notre internat chez M. le D' Brunschvig, chirurgien-oculiste des hôpitaux du Havre, notre excellent maître nous fit remarquer qu'en raison de l'iritis, constante dans les ulcères à hypopyon, simples ou serpigineux, il prescrivait toujours l'atropine de préférence aux unpotiques, et qu'il lui attribuait les heureux résultats de sa pratique.

Ce fait est intéressant. Parmi les ophtalmologistes, en effet, les uns conseillent aussi l'atropine, les autres, en plus grand nombre, les myotiques. La thérapeutique, sur ce point, est donc livrée au hasard, et le praticien cherche en vain un auteur qui, non content de conseiller l'un, se soit efforcé de démontrer les dangers de l'antagoniste.

Nous n'avons pu trouver qu'un auteur (Carré, Traitement des kératites. *In. Gaz. d'ophtalmologie. 1881-1882*), depuis qu'on emploie couramment l'ésérine dans les affections de la cornée, qui ait conseillé, comme nous allons le faire, la préférence, à peu près dans tous les cas, de l'atropine à l'ésérine.

« Bien que les indications de l'un ou de l'autre de ces deux alcaloïdes (atropine et ésérine), dit M. Abadie (1), en parlant des ulcères profonds de la cornée, n'aient pas encore été très nettement formulées, on peut dire d'une façon générale, que l'atropine convient au cas où l'ulcère s'accompagne de douleurs intenses, d'une injection périkératique intense, en un mot, toutes les fois que la réaction est vive. L'ésérine doit être réservée aux formes indolentes, non douloureuses, nous devons dire néanmoins que lorsqu'une perforation est imminente ou vient de se produire, c'est exclusivement à l'ésérine qu'il faudra avoir recours ».

On voit par cette citation que le choix entre les myotiques et les mydriatiques était loin d'être fait en 1884. Il ne l'est pas davantage aujourd'hui ; et, s'il y a une prédilection marquée pour un médicament, elle est encore, comme à cette époque, plutôt pour l'ésérine.

En dehors de l'incertitude qui règne sur ce sujet, il est intéressant à un autre point de vue. Il est hors de conteste qu'aujourd'hui, en présence d'un ulcère à hy-

(1) Abadie. Traité des maladies des yeux, 1884.

popyon, ou tout au moins, d'un ulcère infectieux avec hypopyon, la grande majorité des praticiens songera à intervenir d'emblée, soit par l'ignipuncture, soit par la kératotomie. Tendance déplorable, selon nous ; non que nous méconnaissions la haute valeur du traitement chirurgical à une certaine période de la maladie, mais parce que nous pensons que, dans nombre de cas, le traitement médical seul suffit : ce qui n'est pas indifférent, on le conçoit, pour la cicatrice consécutive, qui est ici le point important.

Voici quel sera le plan de ce travail :

Après avoir, dans un court chapitre, indiqué d'une façon précise quelle variété d'ulcères nous avons en vue dans cette thèse ; et, dans un second chapitre, fait l'historique de la question, nous chercherons à établir, dans le chapitre III, l'existence très fréquente, sinon constante, de l'iritis dans les ulcères à hypopyon ; et comme conséquence pour leur traitement, la supériorité de l'atropine sur l'ésérine, démontrée d'ailleurs par l'expérience.

Le traitement médical ne doit pas être continué au-delà de certaines limites ; nous essaierons de les tracer dans le Chapitre IV ; et d'établir, par l'énumération des inconvénients du traitement chirurgical, qu'on ne doit y avoir recours qu'en dernier lieu, et sans cesser l'autre.

Nous présenterons alors un tableau d'ensemble de notre thérapeutique dans les ulcères à hypopyon, le faisant suivre des modifications à apporter à cette thérapeutique dans certains cas très rares, et de l'appréciation des résultats. (Chapitre V).

Enfin les conclusions (Chap. VI); et les observations (a).

Arrivé au terme de nos études médicales, nous sommes heureux d'adresser nos remerciements à tous nos Maîtres de l'École de médecine et de l'hôpital de Dijon, à ceux de l'hôtel-Dieu d'Orléans, et des hôpitaux de Paris et du Havre.

Nous adressons plus particulièrement l'expression de notre profonde reconnaissance à M. le D' Rendu, dont nous avons eu l'honneur et l'heureuse fortune d'être l'externe; et à M. le D' Brunschvig, qui, après avoir fait toute notre éducation en Oculistique, a bien voulu encore nous fournir le sujet de cette thèse.

Que M. le professeur Panas, qui a daigné en accepter la présidence, veuille bien agréer l'hommage de toute notre gratitude (a).

(a) N. B. Nous venions d'achever cette thèse, lorsque nous avons eu connaissance de la communication, faite par M. Abadie à la dernière séance de la Société d'Ophtalmologie de Paris, du 8 janvier 1889, sur les ulcères graves infectieux de la cornée.

DÉLIMITATION DU SUJET

On sait que les ulcères de la cornée présentent des variétés infinies. Nous étudions dans cette thèse inaugurale ceux qui se compliquent d'hypopyon.

Il existe deux variétés d'ulcères, susceptibles de présenter cette complication : les ulcères simples et les ulcères infectieux.

Ces ulcères sont absolument distincts les uns des autres, au point de vue surtout de l'étiologie et de la marche.

Les ulcères simples avec hypopyon ne déterminent généralement que peu de symptômes irritatifs ; ils sont habituellement d'origine strumeuse et se développent surtout chez les enfants. Ils n'ont pas de tendance à s'étendre ; mais il est cependant fréquent, vu leur persistance extrêmement longue, de les voir amener, par une destruction insensible, la perforation de la cornée.

Bien différents sont les ulcères infectieux ; d'origine le plus souvent septique avec leur début très douloureux, leur marche essentiellement phagédénique, et toujours dans un sens déterminé, l'existence constante ou presque constante d'un hypopyon, leur terminaison désastreuse à bref délai, s'ils ne sont pas soignés à temps ; tous ces caractères impriment à ces ulcères un cachet spécial.

On les a décrits sous des dénominations très diverses, dont chacune rappelle un de leurs caractères les plus saillants: Roser les appelait *hypopyon-kératitis*, Sœmisch, *ulcus serpens*; de nos jours, on emploie surtout les noms d'*ulcères infectieux d'ulcères, rongeants, d'ulcères serpigineux*. Ce sont particulièrement ces ulcères que nous aurons en vue, puisque leur caractéristique, pour ainsi dire, est l'hypopyon.

HISTORIQUE

« Lorsqu'il y a près de deux ans, je commençai mes essais sur l'emploi de l'ésérine dans l'extraction de la cataracte, écrivait M. de Wecker en 1877 (1), j'étais loin de me douter que ce moyen trouverait si tôt un emploi aussi multiple que celui qu'il acquiert actuellement ». L'auteur fait allusion aux vastes abcès exulcérés de la cornée, et aux ulcères serpigineux, dans lesquels l'ésérine lui a également donné d'excellents résultats.

C'est en effet, de cette époque, que date l'emploi de l'ésérine dans les affections cornéennes, et en particulier les ulcères à hypopyon (a).

Jusque là, l'atropine n'avait pas eu de rivale.

Seule jusqu'en 1865, année où l'alcaloïde découvert par MM. Vée et Leven, commença à être employé en médecine (2), l'atropine donna de très beaux succès

(a) L'ésérine n'est pas le seul agent myotique. L'alcaloïde du Jaborandi, la pilocarpine, jouit des mêmes propriétés. Toutefois il est bien rare que, dans l'affection qui nous occupe, on ait recours à cette dernière, dont l'action est plus faible. Les indications s'en présentent, pour cette raison, surtout chez les enfants, ou bien dans les cas où l'ésérine est mal supportée.

(1) De l'emploi de l'ésérine en thérapeutique oculaire, par de Wecker. Ann. d'ocul., 1877, t. I, p. 31-38.

(2) Dict. Dechambre. Art. Esérine.

dans le traitement des ulcères serpigineux, à Sœmisch,
à Nieden (1), à Arlt (2).

Après la découverte de l'ésérine, elle resta encore
longtemps seule maîtresse sur le terrain des affections
cornéennes. Ce n'est qu'en 1877 que paraît le mémoire
de M. de Wecker, qui vante l'efficacité de l'ésérine
dans les cas d'ulcus serpens. A ce moment encore, la
majorité des praticiens se prononçait en faveur de
l'atropine. Pintaud-Dalessées (3) avoue qu'il compte
moins d'insuccès depuis qu'il l'emploie ; et Boguier (4)
« la croit comme traitement local, supérieure dans
tous les cas à l'ésérine. »

Mais, à partir de cette époque, la vogue de l'ésérine
s'accentue chaque jour davantage ; et bientôt l'atropine
est complètement délaissée. Cependant on trouve de
temps en temps, pendant toute cette période d'engouement, un auteur, qui, bien que partisan de l'ésérine,
signale des contreindications à son emploi. Nous nous
empresserons d'enregistrer ces contreindications, che-
min faisant ; car on verra qu'elles reposent toutes sur
l'existence d'une iritis, aveu précieux pour nous, puisque nous ferons découler de là précisement le rejet
absolu de l'ésérine.

(1) Panas. Lecons sur les kératites, 1876 p. 150-170.
(2) Arlt Des abcès de la cornée. Ann. d'ocult., 1870, t. LXIV,
p. 185-207.
(3) Pintaud Dessalées. Du meilleur traitement du traumatisme
de la cornée par l'épi de blé. Rec. opht., juillet 1881, p. 422-431.
(4) Boguier. Etude sur la kératite à hypopyon. Th. de Paris,
1881.

Ainsi le Dr Guaita (1) partisan enthousiaste de l'ésérine avec laquelle on obtient, dit-il, des résultats meilleurs et plus rapides, constate que « cet agent produit
toutefois avec facilité la congestion de l'irès et du corps
ciliaire. » Et plus loin, il ajoute que « la seule contre--
indication à l'usage de l'ésérine est la complication de
l'iritis séreuse, pas aussi fréquente néanmoins que
voudraient le faire croire certains auteurs; et sur 26
cas, il n'eut jamais à la rencontrer primitivement. »

De Wecker (2) l'emploie, à l'exclusion de l'atropine.

Abadie (3) ne conseille que l'ésérine dans l'ulcère
infectieux et lui trouve plus d'indications qu'à l'atropine dans les ulcères simples.

Guglielmelli (4), élève de M. Simi, vante son efficacité contre les ulcères larges et profonds de la cornée.

Landesberg (5) obtient de meilleurs résultats dans
l'ulcère rampant et l'ulcère profond, depuis qu'il l'a
substituée au traitement ordinaire par l'atropine et la
paracentèse.

En 1885, un auteur vient de nouveau, rappeler les
droits de l'atropine : c'est M. Galezowski (5) qui, tout
en reconnaissant à l'ésérine une grande efficacité dans
les ulcères rongeants, fait remarquer que, chez les

(1) Guaita. Des ulcères profonds de la cornée et de leur traitement antiseptique. Rec. Opht., 1883.

(2) Traité complet d'ophthalmologie, par de Wecker et Landolt,
t. II, 1re fasc., p. 169.

(3) Abadie. Loc. cit.

(4) Anal. par Parisotti. Rec. O., 1885, p. 710.

(5) Landesberg. Rec. O., 1885.

(5) Galezowski. Rec. O., sept.-oct. 1885.

enfants, son action est plus nuisible qu'utile, et que chez eux c'est plutôt à l'atropine qu'il faut avoir recours.

Les années suivantes, on continue à assister au triomphe de l'ésérine, triomphe constaté dans les thèses de cette époque (1).

Chodin (Revue gᵉ. d'ophtⁱᵉ. 31 janvier 1888) analyse un travail de Strzeminski, ou l'auteur relate les résultats d'observations, faites pendant ces deux dernières années à l'hôpital ophtalmique de Wilna. Pendant ce temps, il a observé 106 cas d'ulcères cornéens, dont 19 d'ulcères serpigneux... L'iodol, employé sous forme de pommade (1|8 dans les ulcères atoniques, et 1|20 dans les inflammatoires) agit mieux que l'iodoforme ; et, combiné avec l'ésérine, il a guéri les cas les plus graves.

Mais en même temps on continue à trouver des auteurs, qui essaient de mettre en garde contre les abus et de limiter les indications.

C'est en 1888, Harlan (2) de Baltimore, qui, s'occupant du traitement à employer contre les ulcères cornéens, dit que l'ésérine est excellente, mais à la condition qu'il n'y ait pas d'iritis.

Comme nous venons de le voir, il est difficile de trouver un sujet plus controversé en thérapeutique oculaire

---

(1) Abd-el-Kader, 1888, p. 35.
(2) Harlan. The med. Rec., 1888. L'ésérine dans les ulcères cornéens.

que celui des indications de l'ésérine et de l'atropine dans les ulcères à hypopyon. L'incertitude y est aussi parfaite que possible, et il n'est rien d'étonnant après cela, que certains auteurs, comme Siméon Snell (1) en 1886, Ange Verdèse en 1883, en soient venus à mettre en doute leur efficacité contre ces affections ou même à les négliger absolument.

Il est donc urgent que cette question soit étudiée à nouveau. Dès 1880, Dehenne (2) posait le problème dans un mémoire sur la kératite des moissonneurs, qu'il terminait ainsi : « Cette discussion peut paraître oiseuse. A mon avis elle ne l'est pas ; car elle a pour but de mettre en garde contre les exagérations des deux camps, et de rendre à l'atropine et à l'ésérine la part qui leur revient dans le traitement des affections ulcéreuses et suppuratives de la cornée ».

Ce but n'est pas encore atteint à l'heure qu'il est, et les deux camps sont toujours en présence (a).

Les résultats, que nous a donnés l'atropine, nous la font préférer à l'ésérine.

(1) Siméon Snell. De l'ulcère de la cornée avec hypopyon et de son traitement. Rec. opht., 1886, p. 302.

(a) A la dernière séance de la Société d'ophtalmologie de Paris, M. Abadie préconisait l'ésérine ; dans l'autre camp étaient les défenseurs, beaucoup plus nombreux cette fois, de l'atropine MM. Galezowski, Despaynet, Gorecki et Vignes.

(2) Kératite des moissonneurs ; influence du surmenage sur la marche des traumatismes de la cornée. Ext. de la Gaz. opht., nov. 1880.

CHAPITRE III

Sur 42 observations nous n'avons vu manquer l'iritis qu'une seule fois. Il s'agissait d'un ulcère à hypopyon simple. Quant aux ulcères serpigineux, l'iritis y est constante. Chaque fois qu'un malade s'est présenté à nous atteint d'ulcère cornéen, et que nous avons constaté la présence du pus dans la chambre antérieure, nous avons pu découvrir en même temps un ensemble de symptômes, établissant d'une façon indubitable l'existence d'une inflammation de l'iris.

Tantôt les symptômes étaient tous réunis : perte du brillant de la membrane, rétrécissement et déformation de la pupille, insensibilité de celle-ci à la lumière et à l'accommodation, synéchies postérieures sans parler du cercle périkératique et des douleurs très aiguës qui pouvaient être rapportées à l'inflammation de la cornée (Obs. I.)

Tantôt les symptômes étaient à l'état débauche pour ainsi dire comme dans l'observation III, ou il n'existait le premier jour qu'une diminution du brillant de l'iris, et une sensibilité moindre à la lumière.

Tantôt, au lieu d'être au complet, les symptômes étaient peu nombreux. Dans l'observation II, l'iris était terne, et la pupille, bien qu'obéissant encore à l'action de la lumière, avait des bords un peu irréguliers et légèrement festonnés.

Mais, dans ces deux derniers cas, dès le lendemain, l'atropine venait toujours compléter la symptomatologie ou en exagérer la netteté.

Ce fait de la constance de l'iritis dans les ulcères à hypopyon a pour nous une importance capitale. C'est sur lui que se base notre thérapeutique, dont l'agent principal est l'atropine.

Ce fait est d'ailleurs accepté par la plupart des Ophtalmologistes.

M. le professeur Panas, dans ses leçons sur les kératites en 1876, après nous avoir appris que, d'après Sœmisch et Nieden, l'ulcus corneæ serpens était toujours compliqué d'iritis, ajoutait : « l'iritis accompagne presque toujours les suppurations de la cornée. » C'était admettre implicitement l'existence de l'iritis dans les ulcères à hypopyon, du moins, dans bon nombre de ces ulcères. Car, si l'ulcère serpigneux et quelques-uns des ulcères simples de la cornée s'établissent d'emblée, le plus grand nombre de ces derniers font suite à des abcès de cette membrane.

Le Professeur Arlt fait une seule et même affection de l'hypopyon kératitis de Roser et de l'ulcus corneæ serpens de Sœmisch, et fait dériver l'hypopyon dans tous les cas de l'iritis. Telle était aussi, d'après lui, l'opinion de Weber.

Déjà, en 1872, avait paru une thèse sur l'ulcère ron-

(1) Arlt. Loc cit.

géant de la cornée, dans laquelle l'auteur, M. Japiot donnait comme un fait certain la participation constante de l'iris au processus cornéen.

Plus tard, M. Dehenne (1) n'est pas moins affirmatif. Il énumère les affections bénignes de la cornée, abcès simples, kératites phlycténulaires pustuleuses où vasculaires, où *l'ésérine est, dit-il, absolument contre-indiquée, parce que l'iris, même dans les cas les plus simples, n'est jamais complètement indemne. Mais, dans la kératite infectieuse, malgré les synéchies postérieures, que son emploi doit fatalement entrainer,* il la recommande chaleureusement, et nous indiquerons ses raisons dans un instant.

En 1884, M. Abadie (2) ne prononce pas le mot d'iritis dans son chapitre sur l'ulcère serpigineux ; mais il semble admettre la chose. Car il relate les expériences de Stromeyer (Arch. d'O. t. XIX), dans lesquelles l'iritis est notée, et qui reproduisent fidèlement le tableau de l'ulcère à hypopyon chez l'homme.

Nous avons vu dans le chapitre I qu'en 1888 Harlan rappelait l'attention sur l'iritis comme complication des ulcères cornéens.

La fréquence de l'iritis est donc un fait admis ; et nous nous étonnons que beaucoup d'auteurs aient méconnu les conséquences qui en découlent au point de vue thérapeutique. L'utilité de l'atropine dans l'iritis n'est cependant pas discutée ; et nous venons de voir

(1) Dehenne. Loc. cit.
(2) Ch. Abadie. Loc. cit.

que l'ulcère à hypopyon s'accompagne toujours d'iritis, sauf de très rares exceptions dans le cas d'ulcères à hypopyon simples. Bien plus, l'espèce d'iritis, qui le complique est particulière : c'est la forme plastique (1) de l'inflammation irienne, comme le prouvent nos observations où le plus habituellement existaient des synéchies postérieures ; c'est-à-dire que c'est la forme qui est justiciable, entre toutes, du traitement par les mydriatiques.

A tous les avantages bien connus de ce traitement, s'en ajoute, dans le cas actuel, un autre qui résulte de l'existence de l'affection cornéenne. Souvent, en effet, au bout de quelques jours, on se voit obligé de faire l'incision de la cornée, et il est facile de comprendre combien est alors précieuse la mydriase.

Malgré tous les avantages de l'atropine, nous avons vu dans l'historique que, néanmoins depuis quelques années, elle cédait le pas aux agents myotiques dans l'ulcère à hypopyon. Il est intéressant de rechercher les causes de cet engouement pour l'ésérine, avant d'en démontrer tous les inconvénients. Les effets utiles de l'ésérine ne peuvent-ils être obtenus qu'en sacrifiant l'atropine ? Est-il nécessaire, pour bénéficier de ces bons effets, de laisser l'iritis produire des lésions graves, quelquefois irrémédiables ? En d'autres termes, l'atropine, tout en combattant l'iritis, ne peut-elle

____

(1) De Wecker. Thérapeutique oculaire, 1879, p. 256.

remplir contre la kératite le même rôle utile que l'ésérine?

L'ésérine, dit-on, abaisse la pression intraoculaire. Mais est-ce là un avantage réel? C'est une question que M. Panas posait dans ses leçons sur les kératites. Pour nous, avec l'atropine, nous pensons que cet avantage disparaît. Car, dans le cas même où la guérison ne se fait pas sans perforation de la cornée, qu'y a-t-il à craindre avec un iris rejeté à la périphérie? Nous ferons, dans un chapitre ultérieur, une réserve pour les cas d'ulcère périphérique.

On invoque encore les propriétés antisuppuratives (1) ou antidiapédésiques (2) de l'ésérine. Or, après une discussion qui s'est prolongée durant bien des années, sur l'origine de l'hypopyon (3), on semble admettre généralement aujourd'hui qu'elle est double, irienne et cornéenne. L'atropine, en combattant l'iritis, tarirait donc l'une des sources de la suppuration.

Quant aux propriétés antiseptiques et antiphagédéniques de l'ésérine, on sera convaincu, nous l'espérons, en lisant le chapitre consacré à l'exposé de notre thérapeutique, qu'en usant aussi largement de l'iodoforme, du sublimé, de l'acide borique, et en prenant autant de soins antiseptiques, on peut suppléer suffisamment l'ésérine.

Si maintenant on passe à l'examen des effets fâcheux

(1) Dehenne. Rec. O., 1887.
(2) De Wecker. Loc. cit.
(3) Panas. Loc. cit.

de ce médicament, on acquiert la conviction, qu'il vaut mieux encore, même en admettant démontré que le concours de l'ésérine soit réellement avantageux, se passer d'un auxiliaire aussi dangereux. Écoutons d'ailleurs ses propres partisans.

Nous faisions remarquer, dans le chapitre précédent, que, de l'aveu même du Dr Guaita (1), elle produit facilement la congestion de l'iris et du corps ciliaire.

Un autre aveu important lui échappe : « A vrai dire, lorsque je me servais de l'ésérine sous la forme de collyre sans bandage occlusif, il me fallait souvent en suspendre l'usage, parce qu'elle provoquait de fortes douleurs sourcilliaires, une vive injection périkératique et une congestion irienne et ciliaire même ; je puis assurer que dans les formes très sthéniques, c'était là le cas le plus fréquent ; j'étais alors forcé de recourir aux instillations d'atropine pour calmer les douleurs et ôter la congestion irienne et ciliaire ; mais sous le collyre d'atropine, l'ulcère redevenait sale, irrégulier, à fond ectatique et la cicatrisation se prolongeait. »

L'ésérine, pour lui, n'est donc pas, comme il le dit d'ailleurs en propres termes plus loin, la cause principale et exclusive de ses résultats qu'il considère comme très rapides et très complets : ils sont dus à l'action combinée de l'ésérine et du bandage antiseptique.

M. le Dr Dehenne (2), également partisan de l'ésérine, lui fait sa condamnation en règle dans les lignes sui-

(1) Guaita. Rec. O., 1883, p. 221.
(2) Dehenne. Kératite des moissonneurs, 1880.

vantes : « C'est un fait irrécusable que l'ésérine, employée pour une affection cornéenne, amène toujours à sa suite des synéchies postérieures. » Il ajoute que l'ésérine nécessite plus tard une iridectomie optique et antiphlogistique, quelquefois même une iridorrhexis. Plus loin « j'examine, dit-il, si l'affection cornéenne est supérieure en gravité aux synéchies qui se formeront et à l'iridectomie qui en sera la conséquence obligée. Si oui, je n'hésite pas un seul instant et je fais instiller toutes les deux heures un collyre à l'ésérine au 1/400. Sinon, je remplace l'ésérine par l'atropine. »

Il est inutile d'insister sur la gravité de telles complications. Chacun sait que les synéchies postérieures sont un danger permanent pour l'œil. Avec des synéchies postérieures totales ou presque totales, le malade est toujours sous le coup d'un glaucome consécutif. S'il est éloigné d'un centre important, où il puisse demander les soins d'un spécialiste, ce sera un œil fatalement perdu, et cela, avec quelles souffrances !

D'un autre côté, la guérison de la lésion cornéenne n'est obtenue qu'au prix de la diminution ou même, dans le cas d'occlusion pupillaire, de la perte de la vision ; et celle-ci ne peut être rendue au malade que par des opérations, qui ne sont pas à la portée de tous les praticiens, et dont quelques-unes sont pleines de difficultés et de périls.

Les résultats sont pires avec l'atropine, répondent nos adversaires. Sans citer nombre d'auteurs qui préconisent l'atropine, nous ferons remarquer immédiatement qu'on a chargé ce médicament de méfaits dont il n'est pas coupable. On l'a accusé, avec le Dr Guaita, de produire des synéchies antérieures très vastes, des cicatrices molles, qui amenaient à la moindre des causes des symptômes glaucomateux (1) » Landesberg (2) se loue aussi beaucoup d'avoir substitué l'ésérine à l'atropine : « Le staphylome de la cornée n'a plus été observé, dit-il, le leucome n'a plus été vu que lorsque le malade se présentait avec une cornée déjà perforée. » Mais si nous nous en rapportons à l'analyse, que nous avons sous les yeux, l'auteur suivait, quand il obtenait ces mauvais résultats, une thérapeutique dont l'atropine ne faisait pas seule les frais, même au début ; la paracentèse intervenait. Il en est de même de celle qui donnait les résultats auxquels le Dr Guaita faisait allusion.

Il ne faut pas non plus qu'on mette sur le compte de l'atropine les résultats néfastes qui suivaient son emploi exclusif. « Avant que l'on employât ce mode de traitement (incision de Sœmisch), dit le Dr Mengin, de Caen (3), le pronostic était toujours fort grave ; et la perte de l'organe atteint était presque régulièrement le mode de terminaison de ces sortes de maladies. » Excellente du début à la fin dans tous les cas, l'atropine suffit avec les autres moyens médicaux dans la plupart ; dans

<hr>

(1) Guaita. Rec. O., 1883, p. 93.

(2) Landesberg, de Philadelphie. Centr. für praktische Augenheilkunde de Hirsberg, n° de sept. 1881.

(3) Mengin. De la paracentèse de la chambre antérieure comme traitement des abcès et des ulcères de la cornée, 1880. Rec. O., p. 281-290.

quelques-uns, elle a besoin, à un moment donné, du concours du bistouri ou du feu. Au clinicien de décider et de fournir cette intervention en temps utile ; sinon, il doit s'attendre à des désastres, dont lui seul est responsable, et non le médicament.

C'est en suivant cette pratique que nous avons obtenu avec l'atropine de meilleurs résultats que les deux auteurs, cités plus haut, n'en ont retiré de l'usage de l'ésérine. La complication la plus commune, sinon la plus redoutable, de ces sortes d'affections, la synéchie antérieure simple a toujours été évitée chez nos 42 malades, et est notée par Landesberg dans une forte proportion, 22 fois sur 122 cas, 1 sur 5,5 environ. Ce succès compense largement les trois cas malheureux de staphylomes, qui sont à notre actif, et qui portent à 1 sur 40 la proportion de nos insuccès. La statistique de Guaita est moins heureuse encore que celle de Landesberg, 4 insuccès sur 17 cas.

Les preuves cliniques viennent donc sanctionner les conclusions, auxquelles nous avaient conduit le simple raisonnement. En présence de l'iritis, complication constante de l'ulcère à hypopyon, nous avions pensé que l'affection devait retirer du bénéfice de l'emploi de l'atropine. Devant cette constance des complications iriennes, notre premier mouvement avait été de nous adresser d'abord au spécifique de l'iritis par excellence, à l'atropine, quitte à intervenir chirurgicalement, si l'affection s'aggravait quand même. La clinique nous a donné raison.

Nous n'avons trouvé que deux auteurs qui aient

suivi une pratique semblable à la nôtre : M. Japiot, dans sa thèse de 1872 sur l'ulcère rongeant, et plus tard, M. Carré, dont le travail a été publié en janvier 1882 dans la *Gazette d'ophtalmologie*. Ce dernier toutefois se règle, pour intervenir chirurgicalement, sur les dimensions de l'ulcère, et non, comme nous, sur l'abondance de l'hypopyon. Quant à M. Japiot, il se guide sur la marche générale de l'affection.

Comme on le voit, ces deux travaux remontent à une époque déjà éloignée, antérieure même à toute la période que nous avons retracée et qui a marqué l'apogée du succès de l'ésérine. Il devenait donc nécessaire que les partisans de l'atropine revinssent de nouveau la défendre contre les usurpations croissantes de son antagoniste.

En résumé, c'est la conviction de l'existence presque constante de l'iritis dans les ulcères à hypopyon, qui guide notre thérapeutique, et nous fait considérer dans tous les cas l'atropine comme utile et l'ésérine dangereuse. Nous commençons donc le traitement par l'atropine ; il suffit dans la plupart des cas. Dans les autres, plutôt que de recourir à l'ésérine, comme le recommande M. Dehenne, nous nous décidons à l'intervention chirurgicale.

CHAPITRE IV.

Nous venons de voir que l'intervention chirurgicale
ne doit être considérée, à notre avis, que comme un
pis-aller et comme ressource ultime.

Si nous nous permettons d'être aussi affirmatif, c'est
que nous avons été frappé de voir, dans le service de
notre excellent maître, beaucoup d'ulcères rétrocéder
sous la seule influence du traitement médical, résidant
essentiellement dans les instillations d'atropine. Ne
sommes-nous pas dès lors autorisé à penser que cet agent
a eu, dans tous ces cas, une action efficace ; et que,
grâce à lui, nous avons enrayé beaucoup de ces kératites, qui eussent autrement suivi leur tendance natu-
relle à l'aggravation.

L'ignipuncture et la kératotomie, qui sont les pro-
cédés chirurgicaux le plus habituellement employés
aujourd'hui, sont des ressources très précieuses, sans
aucun doute, les seules dans les cas graves. Aussi bien,
ne venons-nous pas proposer dans ces derniers un
autre traitement. Mais, d'autre part, nous ne voyons
pas pourquoi, quand l'hypopyon ne remplit que le quart
de la chambre antérieure, par exemple, et que la perforation n'est pas imminente, on n'essaierait pas, ne
fût-ce que pendant quelques heures, la médication par
l'atropine.

Les moyens chirurgicaux, en effet, comportent do nombreux et do très graves dangers.

Il faut savoir, d'abord, que la kératotomie n'est pas applicable dans tous les cas ; quand l'ulcère dépasse en largeur le rayon de la cornée ou que la chambre antérieure a disparu, elle est contre indiquée ou impossible. Ajoutons que c'est une opération que certains praticiens peuvent hésiter à entreprendre, qu'on ne peut, dans certains cas, la faire qu'à l'hôpital, qu'elle exige consécutivement une surveillance attentive, parfois des réouvertures quotidiennes, et que ces soins ne sont possibles qu'autant que le malade séjourne soit à l'hôpital, soit chez lui.

Quant à l'opération elle-même, « malgré toute la dextérité qu'on emploie dans l'exécution de l'opération on craint toujours d'avoir blessé le cristallin. Quand l'abcès ou l'ulcération est étendue, et quand on emploie le procédé de Sœmisch, l'iris fait prolapsus entre les lèvres de la plaie, prolapsus qu'on ne peut réduire complètement, exposant ainsi l'œil à tous les dangers d'une synéchie antérieure » (1).

De plus, les complications, auxquelles cette opération expose, sont nombreuses. Elles peuvent être divisées en immédiates, médiates, et éloignées.

La blessure du cristallin doit-être extrêmement rare, mais une autre complication immédiate plus fréquente est la cataracte par projection du cristallin contre l'iris. C'est l'analogue de ce qui se passe dans l'ophtalmie des

____

(1) Decren. Rec, O., oct. 1888.

nouveaux-nés, à la suite de la perforation de la cornée.

Les complications médiates sont les plus fréquentes. Il se produit la plupart du temps un enclavement de l'iris entre les lèvres de la plaie, enclavement qui peut être partiel ou total, et qui, par suite de l'adhérence de l'iris enflammé, entraîne consécutivement une synéchie antérieure. Ce dernier accident, grave par lui-même, l'est encore, comme l'a fait observer le Dr Mengin, (1) par les dangers qu'il offre pour l'avenir : en particulier, le glaucome secondaire à la suite des tiraillements de l'iris, et la difficulté de créer plus tard une pupille artificielle.

D'autre accidents plus redoutables encore, des staphylomes énormes, ont été signalés par plusieurs auteurs (Mengin, Carré (2)).

Enfin il faut compter aussi avec la cicatrice : « La plaie en se cicatrisant, dit Decren. donne toujours lieu à un astigmatisme irrégulier très funeste. » Nous sommes convaincus que la réparation fait disparaître la plus grande partie de l'opacité cicatricielle, surtout si on borne le traumatisme à une seule incision. Mais si on reste fidèle au procédé de Sœmisch, on se figure difficilement qu'après un nombre aussi grand de réouvertures journalières (Sœmisch en faisait 15, ses élèves, 6) la cornée recouvre jamais sa translucidité primitive.

(1) Mengin. Loc. cit.

(2) Carré. Gazette d'opht., janvier 1882. Traitement de la kératite ulcéreuse ou ulcère d'emblée.

Id. Traitement des kératites. In Gaz. d'opht., août 1881, p. 306.

Ajoutons que l'incision, ayant ses deux extrémités au delà des limites de l'ulcère, agrandit ainsi la cicatrice définitive ; et que les parties saines, sur lesquelles elle porte, sont, comme le reste, exposées à l'infection.

Signalons, en terminant cette énumération déjà longue, des faits de panophtalmie, qui, bien qu'exceptionnels, ont été observés.

Si nous passons maintenant en revue les inconvénients de l'ignipuncture, nous voyons qu'ils sont beaucoup moindres que ceux de la kératotomie ; la douleur est presque nulle ; l'application en est facile partout. Elle n'agrandit pas la cicatrice.

Pour certains auteurs, elle serait même supérieure à la kératotomie, et devrait être employée, dans tous les cas, à l'exclusion ce celle-ci (1) Sans vouloir trancher cette question, nous inclinerions à penser, en nous basant sur certains faits remarquables contenus dans nos observations, qu'elles ont l'une et l'autre leurs indications, et que celles-ci découlent de la gravité des cas. Voilà pourquoi nous essayons d'abord l'ignipuncture, puisqu'elle comporte moins de périls, et laisse une cicatrice moins défectueuse, nous réservant, en cas d'insuccès, de la faire suivre de la kératotomie.

Mais il ne faut pas oublier que l'ignipuncture pour être plus bénigne que la kératotomie, n'en laisse pas moins un résultat plus imparfait que le simple traitement médical. En particulier, quand on imite la pratique de certains auteurs, qui érigent en règle de toujours

____

(1) Fromond. Th. de Paris, 1887.

pénétrer dans la chambre antérieure (1) on s'expose aux complications qui résultent de l'ouverture de la chambre antérieure, telles que blessure du cristallin, hernie de l'iris, pouvant être suivie d'une synéchie antérieure définitive.

Nous avons tenu à insister sur les inconvénients du traitement chirurgical, afin d'engager les praticiens à tenter d'abord toutes les ressources des moyens purement médicaux. Beaucoup, en effet, ont volontiers recours d'emblée à l'incision, à l'ignipuncture ou à la paracentèse ; et nous ne croyons pas exagérer en disant plus, c'est qu'aujourd'hui, c'est le premier traitement qui se présente à l'esprit en face d'un l'ulcère à hypopyon.

M. Thoumas (2) dans sa thèse de 1880, recommande quand le pus est en petite quantité, d'employer l'ignipuncture et les compresses.

M. de Wecker (3) trahit manifestement sa préférence pour l'intervention chirurgicale immédiate. Après avoir conseillé faiblement l'ésérine et les fomentations chaudes dans les cas qui sont au début et sans hypopyon, il ajoute : « Cette conduite peut même être suivie, si un hypopyon de peu d'importance s'est formé.., » Et quelques lignes plus loin : « nous conseillons du reste

(1) Martin. Journal de méd. de Bordeaux, 1880-81, p. 182 et 191.
(2) Thoumas. Traitement antiseptique de l'ulcère à hypopyon. Th. de Paris.
(2) De Wecker. Traité d'ophtalmologie, 1883.

do no pas hésiter à pratiquer tout de suite l'opération, lorsque l'emploi des fomentations chaudes est rendu impossible, soit qu'il existe une sécrétion conjonctivale considérable, ou que l'ulcère se complique de dacryo-cystite ».

M. Abadie(1) fait de l'incision au début une règle pour ainsi dire absolue. Pour lui, c'est le traitement par excellence, et c'est par lui, qu'on doit commencer : « Les jours suivants, faire usage de l'ésérine. » On ne pourra déroger à cette règle, ajoute-t-il, que dans les cas rares, où l'on aura affaire à des gens soigneux de leur personne et qui se sont présentés tout au début. Il lui est arrivé dans ces cas, qui, dit-il, sont malheureusement rares, d'enrayer le mal par l'emploi de l'ésérine, les irrigations d'acide borique et l'application permanente du lint boraté. »

Malgré tous les inconvénients des moyens chirurgicaux, les cas sont nombreux, les plus nombreux, peut-être, vu le caractère essentiellement phagédénique de l'affection, où ils deviennent nécessaires.

Quand après un ou plusieurs jours de traitement par les mydriatiques, en dépit de l'atropine, l'ulcère progresse, la cornée devient plus trouble, l'hypopyon augmente, nous croyons que l'intervention chirurgicale constitue alors le meilleur mode de traitement.

Nous indiquerons dans le chapitre suivant comment nous la mettons en œuvre.

(1) Abadie. Loc. cit.

Mais nous voulons faire remarquer dès à présent, que nous n'en continuons pas moins, tout en employant le galvano-cautère ou le thermocautère ou bien le bistouri, l'usage de l'atropine jusqu'à la guérison.

Comme nous l'avons vu plus haut, les auteurs sont loin de s'entendre sur la nature des instillations à faire sur l'œil opéré. Pour nous, les avantages de l'atropine sont incontestables. Nous rejettions l'ésérine de notre traitement avant l'opération ; nous sommes forcé, pour être logique, de la repousser plus énergiquement encore après. Car les propriétés, pour lesquelles elle était recherchée, deviennent inutiles par le fait même de l'opération, de l'incision tout au moins, qui abaisse la tension oculaire, et permet par l'application des antiseptiques sur les bords de l'incision et dans la chambre antérieure, de combattre suffisamment l'infection, cause de phagédénisme. Tandis que l'indication de l'atropine persiste toujours ; car l'iritis, comme nous le faisions remarquer, persiste autant que l'ulcère, auquel elle survit quelquefois (a).

(a) Nous ne pouvons mieux résumer les deux chapitres précédents qu'en citant textuellement l'opinion exprimée sur la question par M. Galezowski à la séance de la Société d'ophthalmologie, du 8 janvier 1889, et qui se trouve reproduire on ne peut plus fidèlement la nôtre.

Il n'est pas douteux, disait M. Galezowski, que les ulcères infectieux et rongeants de la cornée, ulcères à hypopyon, constituent une des altérations les plus graves de la cornée que nous ayons à soigner, mais je regrette d'être obligé de me séparer complètement de l'opinion de M. Abadie, en ce qui concerne l'emploi de la méthode combinée de la section de Sœmisch avec la cautérisation au galvanocautère. Suivant moi, on ne devrait avoir recours à

Bien plus, l'opération a créée de nouvelles indications de l'emploi de l'atropine : nous faisons allusion aux prolapsus iriens, et aux synéchies antérieures, qui pourraient en être la conséquence. L'ulcère serpigineux étant presque toujours central, on voit que l'atropine est encore le seul remède à opposer à ces complications qui, sans elle, se produiraient fatalement.

ces moyens énergiques que dans des cas tout à fait exceptionnels. Depuis quelque temps on a de la tendance à abandonner les anciennes méthodes de traitement, les moyens antiphlogistiques, l'application des sangsues, le collyre d'atropine, etc., pour les remplacer par les collyres d'ésérine et les méthodes violentes, opératoires.

« Et pourtant il y a du bon dans les moyens que nos maîtres préconisaient. Combien de fois n'ai-je pas sauvé des yeux atteints d'ulcères rongeants, en suivant tout simplement la méthode de Desmarres, c'est-à-dire en employant un traitement antiphlogistique énergique... »

CHAPITRE V.

Il est utile, croyons-nous, maintenant que nous avons indiqué les règles qui nous guident dans le traitement des ulcères à hypopyon, de montrer comment nous en faisons l'application. Ce chapitre est d'ailleurs appelé par la nature de notre sujet, essentiellement thérapeutique et pratique.

Quand l'hypopyon, au moment où se présente le malade, ne remplit pas plus du quart de la chambre antérieure (*n*), nous instituons immédiatement le traitement suivant :

1° Instillation, toutes les heures, d'une goutte de la solution suivante :

> Sulfate neutre d'atropine (Duquesnel). . . . 0,10
> Acide borique. 0.20
> Eau distillée. . . . . 10 gr.

2° Lavages toutes les heures avec la solution de sublimé, coupée de moitié d'eau tiède et ainsi formulée :

> Sublimé . . . . 0,20 centig.
> Eau distillée . . . . 500 gr.

(*n*) C'est une limite qui n'est pas absolument rigoureuse, quand il s'agit d'un œil qui n'a pas encore subi l'épreuve de l'atropine. On pourrait, dans ce cas, même avec un hypopyon plus abondant, essayer d'abord des mydriatiques seuls, sans incision.

3º Application, deux fois par jour, entre les paupières, gros comme une tête d'épingle de la pommade suivante :

$$\left.\begin{array}{l}\text{Iodoforme}\\\text{Vaseline.}\end{array}\right\} \ \bar{a}\bar{a}$$

4° Compresses chaudes d'eau de camomille ou de sureau six fois par jour pendant dix minutes ou un quart d'heure sur l'œil malade.

Le malade porte seulement un bandeau flottant.

S'il y a menace de perforation, le bandeau flottant est remplacé par le bandeau compressif, sur lequel on étend alors la pommade iodoformée.

S'il y a un mauvais état des voies lacrymales sans gonflement très marqué du sac, nous nous contentons de faire des injections dans les voies lacrymales sans débridement préalable des points lacrymaux. Si la dacryocystite est plus prononcée, nous faisons alors le débridement, mais du point supérieur seul.

La formule qui nous sert le plus habituellement pour ces lavages est la suivante :

$$\begin{array}{ll}\text{Acide phénique.} \ldots \ldots & 1 \text{ gr.}\\\text{Acide borique.} \ldots \ldots & 20\\\text{Eau distillée} \ldots \ldots & 500\end{array}$$

Si la réaction est très aiguë, l'iritis violente, les phénomènes douloureux très intenses, nous faisons appliquer des sangsues à la tempe correspondante. Au besoin, nous prescrivons quelques grammes d'antipyrine, ou même une injection de chlorhydrate de morphine, si les douleurs persistent et privent le malade de sommeil.

Si comme cela arrive presque toujours, l'amélioration se produit et s'accentue de plus en plus, nous diminuons au fur et à mesure et graduellement le nombre des instillations, des onctions, des lavages et des applications chaudes ; et, si un bandeau compressif a été nécessaire au début, nous le remplaçons, dès qu'il est possible, par un bandeau flottant. Nous cessons de même graduellement la médication calmante.

Si, au contraire, l'hypopyon augmente et arrive peu à peu à remplir, et au-delà, le quart de la chambre antérieure, sans cesser la médication exposée précédemment, nous lui adjoignons un des agents du traitement chirurgical, la galvanopuncture ou l'ignipuncture.

Sur l'ulcère lui-même, au point de sa périphérie où l'infiltration est le plus prononcée, sont pratiquées une ou deux cautérisations légères avec le galvanocautère ou avec la fine pointe du thermocautère. Le bandeau compressif est nécessaire ; car on peut craindre dans ces cas une perforation spontanée assez large, qui exposerait à tous les dangers de l'incision elle-même.

Nous répétons la cautérisation le lendemain, s'il n'y a pas d'amélioration ; et, dès ce jour-là, si l'état au lieu de rester stationnaire, s'est aggravé, nous pratiquons l'incision. Enfin, si au bout de 48 heures une amélioration ne s'est pas produite, nous recourons de suite à la kératotomie.

Nous croyons qu'elle s'impose alors ; et qu'on se

trouve dans ce cas en présence de sa véritable, de sa seule indication. Autant nous la déconseillons, comme traitement du début, dans tous les cas où l'hypopyon n'a pas dépassé le quart de la chambre antérieure, autant nous l'approuvons comme ressource ultime, après l'échec de l'atropine et de l'ignipuncture.

Pour faire cette incision, nous commençons par instiller quelques gouttes de la solution suivante :

Chlorhydrate de cocaïne.   0,20   centigr.
Sublimé. . . . .   0,001 milligr.
Eau distillée . . . . , ... 10 gr.

après quoi, nous lavons soigneusement les paupières et le globe de l'œil avec la solution boriquée tiède. Enfin, après une nouvelle instillation de cocaïne et l'application du blépharostat, nous pratiquons l'incision suivant les règles ordinaires ; et, avant de recouvrir l'œil du bandeau compressif, nous instillons quelques gouttes de la solution forte d'atropine.

Nous continuons après l'incision le même traitement qu'auparavant, en diminuant seulement la fréquence des instillations et des lavages.

Quant aux réouvertures de la plaie, si chaleureusement recommandées par nombre d'auteurs, et, en particulier, M. Abadie, nous les croyons nécessaires, lorsque la chambre antérieure continue à contenir du pus. Autrement, nous les évitons.

D'après M. de Wecker, l'ésérine serait excellente pour permettre d'éviter ces retouches. Mais tel n'est pas l'avis de tous les Ophthalmologistes. M. Abadie, qui emploie l'ésérine, trouve qu'elle n'en dispense pas.

« On peut se passer souvent, dit M. Galezowski, de ces attouchements pénibles pour le malade. » Et, au lieu de la renouveler, il fait la cautérisation ignée. Rarement, il nous est arrivé d'avoir besoin de faire des réouvertures; mais avant d'y recourir, nous serions disposés à essayer encore de la cautérisation ignée, puis qu'elle nous a réussi tant de fois avant l'incision.

Plus tard, contre le leucome, qui persiste, et est surtout marqué après l'intervention chirurgicale, nous employons les moyens ordinaires, en particulier, la pommade jaune, le calomel, les pulvérisations chaudes et le massage.

La thérapeutique, que nous venons de tracer, est celle de la très grande majorité des cas; et l'on peut dire que toutes les fois que la kératite à hypopyon ne s'éloigne pas du type normal, et revêt ses caractères ordinaires, cette thérapeutique est applicable.

Il est quelques cas très rares, tout à fait exceptionnels, où la maladie présente certaines particularités, qui obligent à modifier le traitement.

Ces particularités tiennent tantôt au siège de l'ulcère, tantôt à l'âge du malade.

Quand l'ulcération, au lieu d'être centrale, ce qui est le cas habituel, et presque constant, siège au niveau du limbe scléro-cornéen, il faudra être prudent dans l'administration de l'atropine : sous l'influence de celle-ci, en effet, le bord pupillaire vient se cacher derrière l'ulcère anormalement situé; et il est le premier entraîné au dehors, dans le cas de perforation cornéenne spontanée. Quand, par conséquent, cette perforation est à craindre, nous substituons l'ésérine à l'atropine.

Dans une autre catégorie de faits, tout aussi rares que les précédents, c'est l'âge du malade qui commande la préférence pour l'ésérine ; et ici encore, nous sommes en présence d'une anomalie. Car on sait que l'ulcère à hypopyon, du moins l'ulcère serpigineux, est une affection de l'âge adulte. Or, quand on aura affaire à un vieillard, chez qui le glaucome se produit, avec tant de facilité, il faudra être circonspect et surveiller attentivement la tension oculaire. Si on la voit s'exagérer, il ne faut pas hésiter à cesser l'atropine. Autrement, on expose le malade à des complications glaucomateuses, bien plus sérieuses encore que celles qui résulteront nécessairement de l'emploi des myotiques.

Dans le cas où l'incision de Sœmisch aura dû être faite, la même ligne de conduite devra être suivie : essai de l'atropine, remplacée par l'ésérine à la moindre menace de glaucome.

Le traitement, que nous venons d'exposer et qui a pour base l'atropine, nous a donné des résultats, qui méritent de fixer l'attention.

Les douleurs sont calmées dès les premiers instants, et le malade dort généralement la nuit suivante. L'hypopyon diminue rapidement ; quelquefois il a disparu au bout de 24 heures. Ce sont là d'excellents effets, qui ont été obtenus avec d'autres méthodes de traitement.

Mais, si nous voulons étudier non plus les résultats immédiats, mais les résultats définitifs, c'est ici que notre méthode nous a paru avoir un avantage incontestable.

Dans les très nombreuses observations que nous avons parcourues, nous avons vu signalés très fréquemment des synéchies postérieures, des leucomes étendus, des leucomes adhérents, des yeux devenant le point de départ d'accidents sympathiques du côté opposé, et dont l'énucléation est jugée bientôt nécessaire.

Nos résultats sont meilleurs.

Les leucomes sont rarement larges, parce que le traitement arrête d'ordinaire immédiatement les progrès de l'ulcération. Celle-ci ne continue à s'élargir que dans des cas exceptionnels ; presque toujours alors, c'est un fait à noter, on a dû intervenir chirurgicalement.

Les synéchies postérieures sont toujours évitées, quand le malade se présente au début, alors même qu'il existait déjà des adhérences entre l'iris et le cristallin. Dans les cas où celles-ci sont déjà anciennes et par suite irrémédiables, au moment où il vient se faire soigner, la plupart du temps encore, on évite l'ignipuncture et surtout l'incision.

Les mauvais résultats sont dans une proportion bien faible, puisque sur 24 ulcères à hypopyon simples nous n'en relevons que trois, et sur les 18 ulcères serpigineux, qu'un seul.

Nous tenons à insister, en terminant, sur l'efficacité du seul traitement médical par l'atropine, puisque sur ces 42 observations, on n'a dû pratiquer que 5 fois l'incision de Sœmisch, et 3 fois l'ignipuncture ou la galvanopuncture.

CHAPITRE VI

1° L'ulcère à hypopyon est toujours accompagné d'Iritis.

2° Le traitement médical, avec l'atropine pour base, suffit dans bon nombre de cas; et doit toujours être essayé, quand l'hypopyon ne dépasse pas le quart de la chambre antérieure ; quand, malgré l'usage de l'atropine, cette limite vient à être franchie, le traitement chirurgical s'impose, mais l'atropine est encore nécessaire et préférable à l'ésérine.

3° La contre-indication des myotiques est formelle dans la très grande majorité des cas; car ils dispensent, moins fréquemment encore que l'atropine, d'une intervention chirurgicale contre l'ulcère; et, ils obligent toujours, après la terminaison de celui-ci, à une intervention chirurgicale, qu'on pourrait appeler secondaire, et qui est dirigée contre les synéchies postérieures, conséquence fatale de leur emploi.

OBSERVATIONS (inédites).

Nous relatons d'abord, pour plus de clarté, toutes les observations d'ulcères serpigineux avec hypopyon ; et réunissons, à la fin, dans un second groupe, toutes celles d'ulcères simples à hypopyon.

Ulcères serpigineux

OBSERVATION I (personnelle).

Le samedi 6 octobre 1888, Aimable V..., 35 ans, briquetier, reçoit, en travaillant, une écalette de brique dans l'œil droit. Il éprouve à la suite des douleurs autour de l'orbite, sauf en dedans. Pas de sommeil la nuit suivante. Les douleurs s'apaisent le lendemain. Il reste chez lui sans soins jusqu'au mardi 0, jour où M. le Dr Brunschvig institue le traitement. Le 16, application de 6 sangsues à la tempe ; les douleurs en sont notablement diminuées ; l'appétit commence à revenir ce jour-là. Le 17, purgation.

Ce même jour, M. le Dr Brunschvig a l'extrême obligeance de nous l'envoyer à l'hôpital, où nous l'examinons. Il présente un ulcère central de la cornée droite, de 3 millimètres dans son plus grand diamètre ; l'ulcération est plus profonde dans la moitié interne, où elle est limitée par un bord blanchâtre et boursouflé ; au-delà de l'ulcère, en dehors, petite ulcération superficielle, arrondie. L'hypopyon forme une lunule jaune à la partie inférieure de la chambre antérieure. Un peu de chemosis ; l'iritis est indiquée par l'existence d'un cercle périkératique, de synéchies postérieures, en dedans ; en ce point, la pupille est déformée.

Pas d'antécédents syphilitiques ni rhumatismaux.

Le 23. L'état s'est aggravé : l'ulcère ne s'est pas élargi ; mais l'hypopyon a un peu augmenté ; le larmoiement est plus prononcé. Le malade, souffrant peu, hésite à entrer à l'hôpital, comme M. le Dr Brunschvig le lui conseille, pour pouvoir lui faire l'incision de Sœmisch. Faute de mieux, on lui applique alors 2 ou 3 pointes de feu, au niveau du bord blanchâtre.

Le 24. Le malade dort mal la nuit qui suit ; et, le lendemain, se décide à entrer à l'hôpital, dans la soirée, salle Saint-François. Le traitement est institué de la façon suivante, le 25 au matin : Atropine, 0,10/10, toutes les heures ; lavages au sublimé 0,20 0/00, 0 fois par jour ; onctions iodoformées, 4 fois par jour ; bandeau flottant.

Le 26. Sommeil toute la nuit. Ce matin, douleur légère. L'état local est meilleur aussi ; l'hypopyon, un peu moins abondant. L'ulcération est restée stationnaire.

Le soir, la douleur reste peu intense. Le larmoiement diminue ; et, au lieu du bord blanchâtre continu qui limitait l'ulcère en dedans avant-hier, il n'y a plus qu'un piqueté blanchâtre.

Le 27. L'hypopyon a diminué ; le niveau supérieur n'est plus horizontal, et a la forme d'un ménisque convexe. L'ulcère n'a pas augmenté. Au niveau du bord interne de la pupille, on aperçoit une traînée blanchâtre, formée d'une série de petits points, disposés en forme d'équerre, dont l'angle répond au bord interne de la pupille. Cornée plus transparente. L'iris reprend son brillant ; l'injection périkératique diminue.

28 matin. L'hypopyon se résorbe graduellement. On note une rétrocession parallèle de l'iritis ; injection périkératique moins marquée ; iris plus brillant. L'exsudat persiste dans la chambre antérieure. Cornée moins nuageuse. On remplace dans le traitement le sublimé par le naphtol ainsi formulé :

Naphtol........................ 0,50 centig.
Alcool......................... 15 gr.
Eau distillée.................. 1000 gr.

Le 29 matin. On abaisse, dans la solution de naphtol, le chiffre de 0,50 centig. à 0,40 cent.

Le 29 soir. Il ne reste plus qu'un amas de pus imperceptible au fond de la chambre antérieure. La cornée et l'iris reprennent de plus en plus leur brillant normal. Mais l'iris reste contracté par les synéchies postérieures.

Et de plus, depuis qu'on emploie le naphtol, la conjonctive est plus irritée. Le malade se plaint d'ailleurs d'avoir des picotements pendant 5 minutes après chaque lavage. Hier matin, il n'a pu supporter la solution, qu'on a dû couper de moitié ; même diluée, elle restait irritante. Ce matin, on a abaissé la quantité de naphtol de 0,50 à 0,40 centigr. ; elle est encore mal supportée depuis.

Le 30. L'hypopyon n'est plus indiqué que par une petite ligne jaune. Les exsudats pupillaires se voient toujours en dedans, et la pupille reste incomplètement dilatée. L'ulcère se comble; il a perdu son aspect sale, grisâtre et sanieux. L'injection conjonctivale a diminué beaucoup d'intensité.

Le 31. Disparition complète de l'hypopyon.

1er novembre. L'ulcération se comble ; les masses exsudatives se rétrécissent et pâlissent.

Le 6. On diminue à partir de ce jour et progressivement les instillations, les compresses et les lavages.

Le 11. L'ulcère est réduit à une cupule peu profonde. Transparence d'ailleurs parfaite des membranes iris et cornée ; synéchie beaucoup moins opaque, la partie verticale de l'équerre reste seule nettement visible encore.

Départ le 14 novembre. Il ne reste, en définitive, qu'une synéchie à la partie inféro-interne. Le malade étant à son départ, sous l'influence de l'atropine, on n'a pu mesurer l'acuité visuelle.

Cette observation renferme un incident d'une grande importance. On a été sur le point de pratiquer la kératotomie ; et c'est sur le refus du malade d'entrer à l'hôpital, qu'on s'est borné à l'ignipuncture. Or celle-ci a suffi à enrayer la marche de l'affection. Il est donc indiqué d'essayer d'abord de ce moyen, avant de recourir à l'incision.

OBSERVATION II (personnelle).

Congar T... 41 ans, riveur, reçoit, en travaillant, dans l'œil gauche, un éclat de bavure d'acier. Il porte la main à l'œil, et l'éclat lui reste dans la main. Cet accident survient le samedi 10 nov. 1888, à 11 h. du matin. Il travaille jusqu'à 3 heures de l'après-midi sans douleurs. Elles apparaissent à ce moment ; pas de sommeil la nuit suivante.

Il reste sans soins jusqu'au lundi à 3 heures. Ce jour-là, l'hypopyon remonte jusqu'à la partie inférieure de l'ulcère, c'est-à-dire, remplit toute la moitié inférieure de la chambre antérieure. Iris terne ; pupille légèrement déformée. On institue le traitement ordinaire.

La nuit suivante, un peu de sommeil.

Le lendemain, mardi, rapide disparition de l'hypopyon.

C'est le mercredi, que M. le Dr Brunschvig nous l'envoie avec une note, contenant les détails précédents, et que nous prenons l'observation.

Les antécédents sont insignifiants. Pas de larmoiement.

Il existe, sur la cornée gauche, un ulcère à peu près exactement central, très régulièrement arrondi, d'un millimètre de diamètre, à bords très nets. La petite cupule qu'ils circonscrivent, est divisée en deux moitiés : l'une, externe, assez transparente, l'autre forme un croissant d'un blanc sale. On distingue encore une petite tache blanchâtre, contiguë à la partie

supéro-externe de l'ulcère ; et, dans la moitié inférieure de la
cornée, sur la partie médiane, une ligne blanchâtre verticale.
La cornée a perdu son brillant et offre un aspect louche. Il en
est de même de l'iris, dont la pupille obéit à l'action de la
lumière, mais a des bords légèrement festonnés, surtout en dedans. Une goutte de pus jaunâtre au fond de la chambre antérieure. Injection conjonctivale modérée, plus intense sur la
conjonctive bulbaire.

Le 16. L'aspect de la cornée est à peu près le même ; la teinte
louche et la ligne blanchâtre persistent, ainsi que la tache louche
générale. L'ulcère est resté stationnaire. Mais l'hypopyon a
disparu ; l'iris a recouvré son brillant. La pupille est déformée,
cordiforme, la pointe en bas. Injection conjonctivale très accentuée ; les vaisseaux iriens ne se voient pas distinctement.

Le 22. La pupille est dilatée et parfaitement arrondie. Le
malade trouve une telle amélioration qu'il veut reprendre son
travail dans 4 jours.

Il sort à la fin du mois.

Il rentre dans le service vers le 15 décembre 1888, son œil
étant redevenu douloureux. Cet état aigu disparaît rapidement.
Quant à l'ulcère, il était réduit à un point, le 28 décembre,
veille du départ du malade. Guérison sans synéchie. Légère
opacité grisâtre dans la moitié inférieure de la cornée.

OBSERVATION III (personnelle).

Augustin B..., 38 ans, maçon, ressent le jeudi 27 mars 1889
une sensation de brûlure dans l'œil gauche.

Il n'y a dans ses antécédents ni syphilis, ni rhumatisme, mais
on y relève une dacryocystite, soignée il y a dix ans, guérie,
au bout de deux mois, avec persistance toutefois, depuis cette
époque, d'un peu de blennorrhée.

Le vendredi 28, la douleur augmente ; pas de sommeil dans
la nuit qui suit.

Le samedi, le malade va consulter M. le Dʳ Brunschvig, qui

constate un ulcère serpigineux avec hypopyon très prononcé L'iritis n'était indiqué que par la sensibilité moindre à la lumière, et le trouble de la membrane. Traitement habituel.

Le dimanche 30 mars, M. le D' Brunschvig veut bien nous l'envoyer à l'hôpital avec cette note : « Diminution de plus de moitié de l'hypopyon et amélioration de l'ulcère. »

Voici le résultat de notre examen :

Exactement au centre de la cornée gauche est un point blanc, arrondi, visible de loin. A l'éclairage oblique, on découvre que ce point blanc, d'aspect purulent, est un petit ulcère, régulièrement arrondi, dont les bords sont d'un blanc laiteux, légèrement boursouflés, et dont l'aspect rappelle celui d'une petite pustule variolique ombiliquée. Autour de cet ulcère, la cornée est dépolie dans une zone régulièrement arrondie aussi, d'environ 1 millim. 1/2 de rayon.

Malgré l'usage de l'atropine depuis vingt-quatre heures, la pupille est peu dilatée ; et, comme l'ulcère est situé juste au-devant de son ouverture, le malade est presque aveugle de cet œil et ne parvient à compter les doigts à 0,80 centimètres qu'avec de grandes difficultés.

Chez ce malade, au traitement ordinaire, on joint des lavages dans le sac avec une solution phéniquée ; au préalable, on fait le cathétérisme rendu nécessaire par l'obstruction du sac. Ce cathétérisme et ces lavages sont renouvelés les jours suivants.

Le 5, état stationnaire de l'ulcère, qui a pris la forme d'un croissant à concavité supérieure ; mais l'hypopyon n'a cessé de diminuer, bien qu'il ne soit pas entièrement disparu.

Le 6, l'ulcère s'agrandit ; toute la zone, qui était dépolie, est maintenant ulcérée : ce qui donne à l'ulcère un diamètre de 5 millimètres ; l'hypopyon augmente. On cautérise au galvano-cautère toute la périphérie de l'ulcère.

Le 7. L'ulcère a cessé de s'accroître ; il offre aujourd'hui une surface blanc grisâtre. L'hypopyon est resté stationnaire ; il a une hauteur de 1 millim. 1/2 à 2 millimètres.

Doret. 4

Le 9. L'injection dans le sac est faite avec la solution suivante :

Acide phénique..............................	3	grammes:
— salicylique	1	—
— borique	40	—
Eau distillée	1000	—

Pas de cathétérisme.

Le 8. L'état restant stationnaire, on fait une nouvelle cautérisation de toute la surface cette fois.

Les jours suivants, l'ulcère et l'hypopyon augmentent. On
conseille au malade d'entrer à l'hôpital, mais certaines difficultés amènent d'abord un retard de vingt-quatre heures; fina-
lement, tout ce qu'on peut obtenir, c'est que le malade vienne
chaque matin à l'hôpital.

Mais, à ce moment (13 avril), l'hypopyon remplissant déjà la
moitié de la chambre antérieure, il était trop tard pour faire la
kératotomie dans de bonnes conditions. C'était néanmoins le
seul traitement à tenter, et on la fit, séance tenante. A la suite,
lavage boriqué et instillation d'atropine, compresses en perma-
nence trempées dans le sublimé à 40 0/00. Bandeau flottant.

Le lendemain, 14 avril, le pus étant en grande abondance
dans la chambre antérieure, on fait la réouverture de la plaie,
et un lavage boriqué.

Le 15. Amélioration de l'état général. La cornée est tout en-
tière envahie par l'ulcère ; elle offre une coloration blanche
dans toute son étendue, sauf en haut et en dedans, où il reste
un coin de chambre antérieure, et où on aperçoit la pupille
largement dilatée. C'est en bas qu'est le bord infiltré, il forme
une bande d'un blanc jaunâtre, assez large, en forme de croissant à concavité supérieure; au-dessus, et dans cette concavité,
la cornée amincie est d'un blanc plus pâle, verdâtre; elle offre
une surface gaufrée, avec des points blancs saillants; séparant
de petites anfractuosités.

Le 17. Amélioration. Le tiers supérieur de la cornée est

transparent ; on voit à ce niveau la pupille bien dilatée. Le sac ne sécrète plus qu'un liquide clair et peu abondant.

Les jours suivants, le mieux s'accentue. Nous cessons, à partir du 20, de revoir le malade.

Dans ce cas, comme dans tous ceux où la kératotomie a été pratiquée, la mydriase a permis d'éviter toute complication opératoire. De plus, ici, la réouverture n'a dû être faite qu'une seule fois, l'amélioration s'étant nettement accentuée le surlendemain de l'incision.

OBSERVATION IV. (Personnelle.)

François L.r., 56 ans, journalier. Entre le 24 janvier 1889, salle Saint-François, n° 2.

En déchargeant du charbon, cet homme reçoit de la poussière dans les yeux. Son œil droit devient larmoyant. Pendant quatre jours, il reste sans soins, n'éprouvant pas d'ailleurs beaucoup de douleur. Il se décide alors à entrer à l'hôpital le 24 janvier 1889.

Il n'avait jamais eu de larmoiement ni de conjonctivite. Mais, en 1870, il reçut un coup de feu qui atteignit les deux yeux ; l'œil gauche fut perdu, le droit conserva une vision affaiblie.

Pas d'antécédents de rhumatisme ni de syphilis.

Pendant les dix premiers jours de son séjour à l'hôpital, il eut des douleurs assez vives, qui le privèrent de sommeil.

Le jour de notre examen, le 20 février, voici l'état de l'œil droit :

Conjonctivite palpébrale injectée ; cercle périkératique très marqué. L'ulcère siège dans la partie inféro-interne ; il a une direction oblique de haut en bas et de dedans en dehors, une forme elliptique, 6 millim. de long, 3 millim. de haut ; l'extrémité supérieure est limitée par un bord blanchâtre et boursouflé.

Aspect général, sanieux, puilacé. Hypopyon peu abondant. Nombreuses synéchies postérieures, qui donnent à la pupille la forme d'une boutonnière transversale, à bords très rapprochés.

Le malade demande à sortir le 18 mars. Il est incomplètement guéri, mais amélioré, et sans qu'on ait eu besoin de recourir au traitement chirurgical.

OBSERVATION V.

Lucie Q..., 4 ans, entre le 30 mai 1888. Ulcère serpigineux de la cornée droite avec hypopyon et iritis. Traitement médical. Sort le 4 juillet 1888. Guérison.

OBSERVATION VI.

Émile D..., 17 ans, marin, entre le 3 avril 1885. Ulcère serpigineux de la cornée droite avec hypopyon et iritis. Complication : nécrose de la cornée. Sort le 25 avril 1885.

OBSERVATION VII.

Joseph D..., 45 ans, journalier, entre le 5 octobre 1885. Ulcère serpigineux de la cornée gauche avec hypopyon et iritis. Traitement médical. Sort le 6 novembre 1885. Amélioration.

OBSERVATION VIII.

Louis B..., 3 ans. entre le 3 avril 1885. Ulcère serpigineux de la cornée gauche avec hypopyon et iritis. Galvanopuncture le 16 avril 1885. Sort le 21 mai 1885. Guérison.

OBSERVATION IX.

Hervé P..., 47 ans, journalier, entre le 21 juillet 1885. Ulcère serpigineux de la cornée gauche avec hypopyon et iritis. Traitement médical. Sort le 24 août 1885. Guérison.

Observation X.

Léonidas V..., 10 ans, entre le 26 août 1885. Ulcère serpigineux de la cornée gauche avec hypopyon et iritis. Traitement médical. Sort le 21 novembre 1885. Guérison.

Observation XI.

Placide L..,, 75 ans, journalier, entre le 20 mars 1885. Ulcère serpigineux de la cornée droite avec hypopyon et iritis ; ectropion. Opération de Sœmisch le 23 novombre. Sort le 9 décembre 1885, Guérison de l'ulcère.

Observation XII.

Henriette P..., 3 ans, entre le 27 octobre 1885. Ulcère serpigineux de la cornée gauche avec hypopyon et iritis. Traitement médical, Sort le 13 décembre. Guérison.

Observation XIII.

Félix B..., 58 ans, journalier, entre le 30 janvier 1885. Ulcère serpigineux de la cornée avec hypopyon et iritis. Traitement médical. Sort le 5 février 1885. Etat stationnaire.

Observation XIV.

Adolphe A..., 57 ans, journalier, entre le 24 janvier 1887. Ulcère serpigineux de la cornée droite avec hypopyon et iritis ectropion. Traitement médical, Sort le 21 février. Guérison de l'ulcère.

Observation XV.

François G..., 36 ans, journalier, entre le 4 mars 1887. Ulcère serpigineux avec hypopyon et iritis. Opération de Sœmisch le 5 mars. Sort le 10 mars. Guérison.

OBSERVATION XVI.

François L..., 31 ans, boulanger, entre le 13 septembre 1887. Large ulcère serpigineux de la cornée droite avec hypopyon et synéchies postérieures. Traitement médical. Sort le 15 octobre 1887. Guérison.

OBSERVATION XVII.

Jean M...; 36 ans, journalier, entre le 16 août 1887. Ulcéré serpigineux de la cornée droite avec hypopyon et iritis. — Traitement médical. Sort le 31 août 1887. Guérison.

OBSERVATION XVIII.

Noël G..., 37 ans, journalier, entre le 21 juin 1887. Ulcère serpigineux de la cornée droite avec hypopyon et iritis. Traitement médical. Sort le 6 août 1887. Guérison.

OBSERVATION XIX.

Alexandre D..., 57 ans, journalier, entre le 21 septembre 1887. Ulcère serpigineux de la cornée droite avec hypopyon et iritis. Le 28 septembre, cautérisation ignée de toute la surface de l'ulcère. Traitement médical. Sort le 5 novembre 1887. Guérison.

Ulcères simples avec hypopyon

OBSERVATION I.

Albert N..., 41 ans, journalier, entre salle Saint-François n° 11, le 25 juillet 1887.

Il est atteint d'ophthalmie purulente de l'œil gauche, avec large ulcère comprenant la moitié inférieure de la cornée et compliqué d'hypopyon. L'iritis est très aiguë : douleurs péri-orbitaires violentes, pupille peu sensible à l'atropine, déformée

par de nombreuses synéchies postérieures, situées dans la moitié inférieure.

La conjonctivite fut traitée par les cautérisations au nitrate
d'argent et les lavages antiseptiques ; l'ulcère par les moyens
médicaux ordinaires.

A la sortie de l'hôpital, le 12 septembre 1887, la conjonctivite est guérie, mais l'ulcère n'est pas encore complètement ci-
catrisé.

Ainsi, malgré un ensemble de conditions défavorables,
ulcère large, iritis violente, ophthalmie concomitante,
la kératotomie a pu quand même être évitée.

Observation II.

Sénateur N..., 47 ans, domestique, entre salle Saint-François,
n° 1, le 14 septembre 1887.

Ulcère régulier de 3 millimètres de diamètre à la partie inférieure et médiane de la cornée droite, recouvrant la pupille
presque entièrement, sauf à la partie supérieure. Hypopyon,
qui remonte environ à 1 millimètre 1/2 dans la chambre antérieure. Iritis concomitante.

Pas d'antécédent rhumatismal ni spécifique.

L'hypopyon disparaît rapidement sous l'influence du traitement médical seul.

Sort le 17 octobre guéri, mais avec un leucome d'environ
3 millimètres dans tous les sens.

Observation III.

Léopold D... présente, le 12 septembre 1887, un large ulcère
de la partie antéro-externe de la cornée droite avec hypopyon.
Iritis avec synéchies postérieures. Douleurs orbitaires et dans
la moitié droite de la tête. Injection périkératique très prononcée. Pas de larmoiement.

Le 20 septembre, par le traitement médical, l'hypopyon a disparu, et l'ulcère est en bonne voie de cicatrisation.

OBSERVATION IV.

François P..., 30 ans, carrier, en frappant sur un caillou avec une massue d'acier, reçoit un éclat de massue dans la partie externe de la cornée gauche, à 1 millimètre 1/2 environ du bord de celle-ci. Cet éclat pénètre dans l'épaisseur des lames, qui reviennent par-dessus de façon à le cacher entièrement. Cet accident survient le 15 novembre 1888.

Le corps étranger est gardé jusqu'au 23 novembre.

On l'extrait ce jour-là avec une aiguille qui le ramène d'arrière en avant. Sortie de l'humeur aqueuse en même temps que lui. Hypopyon léger.

Traitement : Atropine au 1/100°. Bandeau compressif.

Le 24. Reformation de la chambre antérieure. Cessation absolue des douleurs. Disparition presque totale de l'hypopyon.

Atropine et compresses chaudes d'acide borique. Suppression du bandeau compressif. Le résultat fut : acuité normale, leucome très peu marqué, à peine visible.

OBSERVATION V (personnelle).

François C..., 9 ans. Entre salle n° 3, le 23 novembre 1888.

Cet enfant raconte qu'il a mal à l'œil depuis 15 jours, qu'il en souffre par moments, mais peu, et qu'il dort bien la nuit. Il a eu pour tout traitement des compresses chaudes sur l'œil jusqu'au jour où il voit M. le D' Brunschwig, c'est-à-dire le 23 novembre.

Le 24, jour où nous l'examinons, nous constatons qu'il existe, au centre de la cornée droite, un ulcère de forme à peu près triangulaire, à sommet supérieur, ayant deux millimètres de haut, des bords et un fond blanchâtres ; au-dessous, existe une tache d'un blanc mat, et, dans le voisinage, une zone trouble ; mais ce trouble s'étend surtout dans la partie externe, suivant le diamètre horizontal, sans atteindre le limbe.

Pupille dilatée ; mais il est difficile de voir en bas et en dehors le bord pupillaire où existe une synéchie.

Injection périkératique assez intense.

Une lunule de pus, jaune, épais, à la partie inférieure de la chambre antérieure.

Le 25. Le trouble qui existait dans la moitié externe de la cornée, semble plus prononcé. Pas d'autre changement.

Le 26. Il n'existe plus trace de l'hypopyon.

5 décembre. Le trouble cornéen diminue ; l'ulcère conserve son aspect blanchâtre. Trois instillations d'atropine seulement.

Le 11. L'ulcération se comble en même temps que la coloration blanche s'efface. Le trouble cornéen a presque disparu.

Sort le 30 décembre.

OBSERVATION VI.

Angèle Célina L..., 4 ans, entre salle Sainte-Hélène, n° 10, le 6 septembre 1887. Ulcère de la cornée droite avec hypopyon. *Pas de traces d'iritis* ; aucune synéchie. Rien du côté des voies lacrymales. Traitement médical ordinaire.

Disparition de l'hypopyon le 20 septembre 1887. L'ulcère est en bonne voie de cicatrisation. L'injection périkératique est diminuée des deux tiers. Sort guérie le 20 octobre 1887.

Une conjonctivite catarrhale aiguë des deux yeux est survenue dans le cours de cette affection, et a été traitée par les cautérisations au nitrate d'argent et les lavages à l'acide borique.

OBSERVATION VII.

Charles F..., journalier, entre le 4 août 1887. Ulcère de la partie antéro-externe de la cornée droite avec hypopyon, synéchies postérieures presque totales ; un seul point à la partie supéro-externe est dilatable par l'atropine. Traitement médical. Sortie le 15 septembre 1887 ; guérison par leucome.

Observation VIII.

Emile G..., 43 ans, journalier, entre le 13 septembre 1887. Ulcère de la cornée droite avec hypopyon, iritis légère. Traitement médical. Guérison.

Observation IX.

Marie L..., 6 ans, entre le 17 février 1887. Kératite ulcéreuse de l'œil gauche avec hypopyon et iritis. Traitement médical. Guérison.

Observation X.

Albert L..., 43 ans, journalier, entre le 23 mai 1887. Ulcère de la cornée droite avec hypopyon et iritis. Traitement médical. Guérison. Sort le 22 juin 1887.

Observation XI.

Louis M..., 61 ans, charpentier, entre le 15 février 1888. Kératite ulcéreuse de l'œil droit avec hypopyon et iritis. Traitement médical. Sort le 28 mars 1888 : guérison.

Observation XII.

Louis L..., 66 ans, employé au gaz, entre le 9 mars 1887. Kératite ulcéreuse avec hypopyon et iritis. Traitement médical. Sort le 14 mars 1887, en bonne voie de cicatrisation.

Observation XIII.

Henri M..., 6 ans, entre le 3 décembre 1885. Kératite ulcéreuse de l'œil droit avec hypopyon et iritis. Traitement médical. Sort le 24 décembre. Guérison.

Observation XIV.

Jules L..., 44 ans, journalier, entre le 20 juin 1885. Ulcères des deux cornées, hypopyon et iritis de l'œil droit. Complication : nécrose de la cornée droite et staphylome total de cet œil. Sort le 17 août 1885. Guérison de l'œil gauche.

OBSERVATION XV.

Joseph L..., 53 ans, cordonnier, entre le 5 août 1885. Ulcère de la cornée droite avec hypopyon et iritis ; trichiasis. Cautérisation de la paupière au thermocautère. Sort le 24 août 1885. Guérison de l'ulcère.

OBSERVATION XVI.

Eugénie E..., 47 ans, entre le 19 novembre 1885. Kératite ulcéreuse avec hypopyon et iritis. Traitement médical. Sort le 23 novembre 1885. Amélioration.

OBSERVATION XVII.

Emélie R..., 8 ans, entre le 18 janvier 1886. Kératite ulcéreuse de l'œil droit avec hypopyon et iritis. Traitement médical. Sort le 14 février 1886. Guérison.

OBSERVATION XVIII.

Joséphine B..., 57 ans, sans profession, entre le 20 mars 1886. Kératite ulcéreuse avec hypopyon et synéchies postérieures de l'œil droit. Traitement médical. Guérison.

OBSERVATION XIX.

Nicolas L..., 66 ans, maçon, entre le 3 août 1886. Ulcère de la cornée gauche avec hypopyon et iritis. Traitement médical. Guérison avec leucome. Sort le 18 septembre 1886.

OBSERVATION XX.

Honorine S..., 51 ans, ouvrière en parapluie, entre le 11 novembre 1885. Kératite ulcéreuse avec hypopyon de l'œil droit; synéchies postérieures totales. Opération de Sœmisch, le 12 novembre 1885. Il survient un staphylome, que l'on cautérise, au thermocautère, le 2 et le 20 décembre 1885. Sort le 11 janvier 1886. Amélioration.

OBSERVATION XXI.

Ulysse D..., 48 ans, terrassier, entre le 20 juin 1886. Kératite ulcéreuse de l'œil droit avec hypopyon et iritis. Complication : hernie de l'iris et staphylome. Ignipuncture le 17 et le 20 juillet. Sort le 31 août 1886. Guérison par leucome.

OBSERVATION XXII.

Pierre B..., 52 ans, carrier, entre le 31 mars 1886. Kératite ulcéreuse de l'œil droit avec hypopyon et iritis. Opération de Sœmisch le 2 avril. Sort le 30 avril 1886. Guérison.

OBSERVATION XXIII.

Louis L..., 58 ans, journalier, entre le 4 mars 1885. Ulcère de la cornée gauche avec hypopyon et iritis ; ectropion double muqueux. Traitement médical. Sort le 18 avril 1885. Guérison de l'ulcère.

Paris.—Typ. A. PARENT, imp. de la Fac. de méd., A. DAVY, successeur, 52, rue Madame et rue Corneille, 3.

www.ingramcontent.com/pod-product-compliance
Ingram Content Group UK Ltd.
Pitfield, Milton Keynes, MK11 3LW, UK
UKHW020020080726
13614UKWH00003B/1470